Sobre as NCCN Guidelines for Patients®

NCCN National Comprehensive Cancer Network®

Você sabia que os principais centros de oncologia nos Estados Unidos trabalham em conjunto para melhorar o tratamento oncológico? Essa aliança dos principais centros de oncologia é chamada de National Comprehensive Cancer Network® (NCCN®).

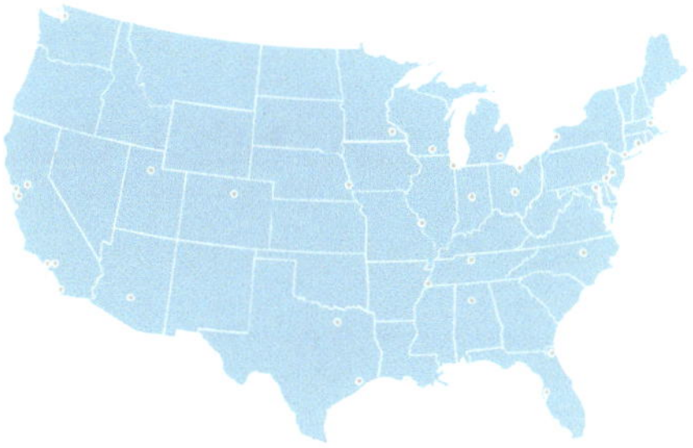

O tratamento oncológico está em constante mudança. A NCCN desenvolve recomendações para o tratamento oncológico baseadas em evidências para profissionais de saúde em todo o mundo. Essas recomendações atualizadas com frequência estão disponíveis nas NCCN Clinical Practice Guidelines in Oncology (NCCN Guidelines®). As NCCN Guidelines for Patients explicam claramente as recomendações de especialistas para pessoas com câncer e para cuidadores.

Essas NCCN Guidelines for Patients se baseiam nas NCCN Clinical Practice Guidelines in Oncology (NCCN Guidelines®) para Avaliação de alto risco genético/familiar: mama, ovários, pâncreas e próstata, versão 2.2025 – 7 de novembro de 2024

Consulte as NCCN Guidelines for Patients gratuitamente on-line
NCCN.org/patientguidelines

Encontre um centro de oncologia da NCCN perto de você
NCCN.org/cancercenters

Conecte-se conosco YouTube

Apoiadores

NATIONAL COMPREHENSIVE CANCER NETWORK®
NCCN FOUNDATION
Guiding Treatment. Changing Lives.

As NCCN Guidelines for Patients têm o apoio e o financiamento da NCCN Foundation®

A NCCN Foundation agradece aos seguintes apoiadores corporativos por ajudar a disponibilizar as NCCN Guidelines for Patients: AstraZeneca; GSK; e Ipsen Biopharmaceuticals, Inc.

A NCCN adapta, atualiza e organiza as NCCN Guidelines for Patients de forma independente. Nossos apoiadores corporativos não participam do desenvolvimento das NCCN Guidelines for Patients e não são responsáveis pelo conteúdo e pelas recomendações nelas contidas.

Para fazer uma doação ou saber mais, acesse on-line ou envie um e-mail

NCCNFoundation.org/donate

PatientGuidelines@NCCN.org

Sumário

4 Sobre os testes genéticos

7 O processo de testes genéticos

16 Critérios para teste e tratamento baseado em resultados

42 Outros recursos

46 Termos que você precisa conhecer

48 Colaboradores da NCCN

49 Centros de câncer da NCCN

52 Índice

A NCCN Foundation busca apoiar os milhões de pacientes e suas famílias afetados por um diagnóstico de câncer pelo financiamento e distribuição das NCCN Guidelines for Patients. A NCCN Foundation também está comprometida com o avanço do tratamento do câncer por meio do financiamento de médicos promissores do país no centro de inovação em pesquisa sobre o câncer. Para obter mais informações e acessar a biblioteca completa de recursos para o paciente e cuidadores, acesse NCCN.org/patients.

National Comprehensive Cancer Network (NCCN) e NCCN Foundation
3025 Chemical Road, Suite 100, Plymouth Meeting, PA 19462 USA

1
Sobre os testes genéticos

5 Quais cânceres hereditários serão analisados neste guia?

6 O que causa os cânceres hereditários?

Se você recebeu um diagnóstico de câncer, testes genéticos podem ajudar o oncologista a fazer melhores recomendações para seu tratamento. Se você não tiver câncer, mas sua família tiver histórico, os testes genéticos podem ajudar você a entender as suas chances de desenvolver a doença e adotar medidas para diminuir seu risco.

Quais cânceres hereditários serão analisados neste guia?

Este recurso abrange testes para variantes (diferenças) genéticas herdadas associadas a estes cânceres e síndromes neoplásicas:

- Câncer de mama
- Câncer de ovário
- Câncer de pâncreas
- Câncer de próstata
- Síndrome de Li-Fraumeni (SLF)
- Síndrome de Cowden/Síndrome do tumor hamartoma *PTEN*

Para obter informações sobre testes genéticos para outras síndromes e cânceres hereditários, é recomendado que os profissionais de saúde consultem a *NCCN Clinical Practice Guidelines in Oncology para Avaliação de alto risco genético/familiar: colorretal, de endométrio e gástrico.*

Cânceres hereditários não são muito diferentes de cânceres não hereditários. O que os torna diferentes é o padrão de como ocorrem em sua família. Cânceres hereditários costumam se desenvolver mais cedo e afetam vários parentes no mesmo lado da família.

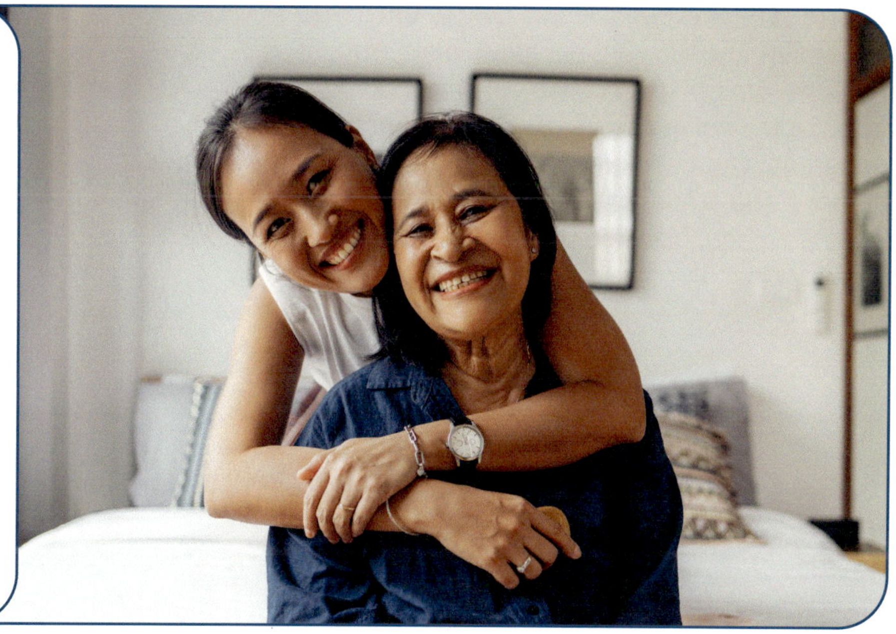

O que causa os cânceres hereditários?

Os cânceres hereditários são causados por variantes (diferenças) herdadas em genes específicos. Juntos, esses genes são chamados de genes de predisposição ao câncer (ou suscetibilidade ao câncer).

As variantes genéticas com as quais você nasce são chamadas de linhagem germinativa. Elas fazem parte do DNA de todas as células em seu corpo. Além do DNA, o risco de câncer se baseia em seu histórico de saúde pessoal e familiar.

O que é penetrância?

Em alguém com uma variante genética que aumenta o risco de um problema de saúde, a penetrância descreve qual é a propensão das pessoas de desenvolverem sintomas ou características do problema. Por exemplo, 100% de penetrância significa que todos com essa variante desenvolverão o problema, se viverem o bastante. Isso é muito raro.

Os genes de predisposição ao câncer são descritos como penetrância baixa, moderada ou alta. As variantes que causam câncer em genes de penetrância alta são, em geral, mais propensas a resultar em um diagnóstico de câncer do que as variantes em genes de penetrância baixa ou moderada. Outros fatores, entretanto, também afetam a sua propensão de desenvolver câncer, incluindo idade, histórico familiar, ambiente e estilo de vida.

Por que você deveria ler este livro

Pode ser exaustivo tomar decisões sobre o tratamento oncológico. Sob pressão, você pode precisar tomar decisões difíceis sobre escolhas complexas.

Pacientes e médicos confiam nas NCCN Guidelines for Patients. Elas explicam com clareza as atuais recomendações de tratamento feitas por especialistas respeitados na área. As recomendações se baseiam nas pesquisas e nas práticas mais recentes nos mais importantes centros de oncologia.

O tratamento oncológico não é o mesmo para todos. Ao seguir recomendações de especialistas para a sua situação, você tem mais chances de aprimorar seu tratamento e, como consequência, ter melhores resultados. Use este livro como um guia para encontrar as informações de que precisa para tomar decisões importantes.

2

O processo de testes genéticos

8 Aconselhamento pré-testes

11 Escolha do melhor teste para você

12 Se os resultados forem positivos

14 Outros resultados possíveis

15 Pontos importantes

15 Perguntas para fazer

Este capítulo descreve o que está envolvido em determinar se você cumpre os critérios para testes genéticos e o que esperar depois de um resultado positivo.

São três etapas para determinar seu risco de câncer hereditário e aprender sobre testes genéticos:

- Aconselhamento antes da solicitação de testes
- Escolha do melhor teste para você
- Aconselhamento quando os resultados estiverem prontos

Idealmente, um profissional de saúde com treinamento em genética do câncer estará envolvido em cada etapa. Pode ser um conselheiro genético, um geneticista clínico, um oncologista, um enfermeiro oncológico ou outro profissional de saúde.

Aconselhamento pré-testes

Antes da solicitação de testes, é importante saber o que os resultados podem significar para você e sua família. Um especialista genético ou outro médico explicará os benefícios, os riscos e as limitações de testes genéticos para o risco de câncer.

Histórico de saúde

Seu histórico de saúde, passado e atual, é um fator crucial na determinação do seu risco de câncer hereditário. Se foi diagnosticado com algum câncer, o profissional de genética perguntará sobre:

- o(s) tipo(s) de câncer;
- a sua idade quando foi feito diagnóstico;
- quais tratamentos de câncer você fez (alguns podem causar efeitos colaterais tardios).

Também é importante informar se você passou por cirurgias para reduzir seu risco de desenvolver câncer. Os exemplos incluem salpingo-ooforectomia redutora de risco (SORR)

O processo de testes genéticos

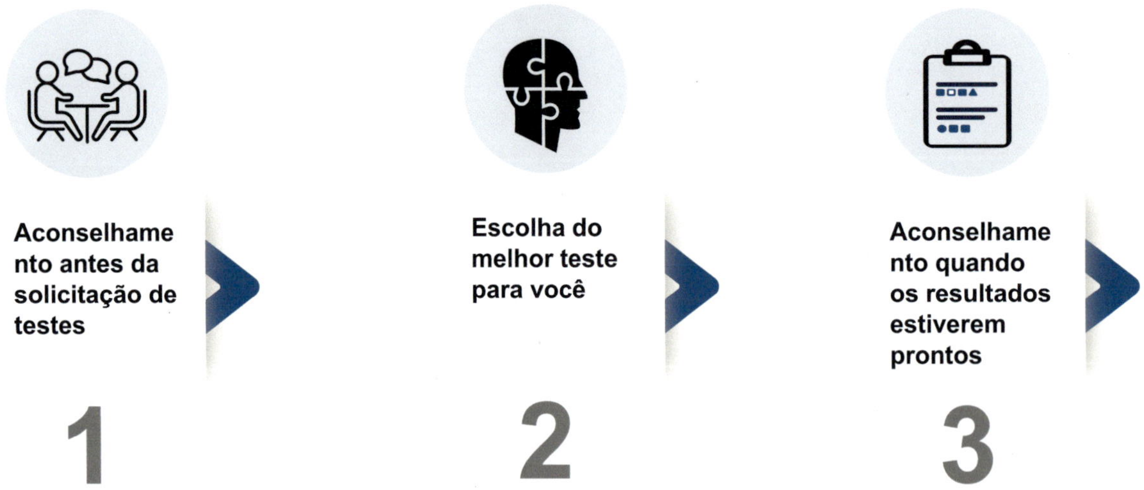

e mastectomia redutora de risco (MRR). A SORR remove os ovários e as tubas uterinas (anteriormente chamadas de trompas de Falópio). Essa cirurgia também é chamada de salpingo-ooforectomia bilateral (SOB). A MRR remove as duas mamas.

Seu médico provavelmente também fará perguntas sobre fatores hormonais que pode influenciar seu risco, como:

- seu histórico de gravidez,
- se você usou pílulas anticoncepcionais ou outro anticoncepcional hormonal,
- se você recebeu terapia hormonal na menopausa.

Histórico de saúde familiar

O profissional responsável pelo seu teste coletará informações detalhadas sobre a saúde dos membros da sua família.

É muito importante saber se você tem parentes próximos com câncer. Parentes consanguíneos próximos incluem parentes de primeiro, segundo e terceiro grau, em cada lado da família. Veja mais detalhes no quadro na próxima página.

Os tipos de câncer diagnosticados em seus parentes, a idade deles na época do diagnóstico e a lateralidade do câncer também são dados importantes. Em órgãos pares, como mamas e ovários, a lateralidade descreve em qual dos órgãos pares o câncer está localizado.

Eles também farão perguntas sobre a sua origem étnica. Variantes fundadoras são variantes que causam câncer encontradas em um grupo específico de pessoas e que podem ser ligadas a antepassados comuns. Pessoas com ancestralidade judaica asquenazita e outros grupos têm risco aumentado de variantes fundadoras, incluindo as variantes de *BRCA1/2*.

Transplante prévio de células hematopoiéticas

Se você fez um transplante alogênico de células hematopoiéticas (TCH) para tratar câncer no sangue, os resultados dos seus testes genéticos podem refletir o DNA das células-tronco do *doador* ao usar sangue, saliva ou esfregaço bucal no teste. Para ter certeza de que seu DNA (e não o do seu doador) será extraído, o médico pode remover uma pequena amostra de pele ou de outro tecido para o teste.

Quanto custam os testes?

Converse com o seu médico sobre o custo de testes genéticos. Muitas seguradoras cobrem os custos se um profissional de saúde confirmar a necessidade para a sua saúde. Nos Estados Unidos, a maioria das pessoas pode fazer testes genéticos por US$ 250 ou menos, dependendo do número de genes testados e de outros fatores.

Outros aspectos a examinar

Outros pontos sobre os quais você e o profissional responsável pelo seu teste irão conversar incluem:

- Termo de consentimento livre e esclarecido.
- A privacidade das suas informações genéticas.
- Leis atuais sobre discriminação genética.

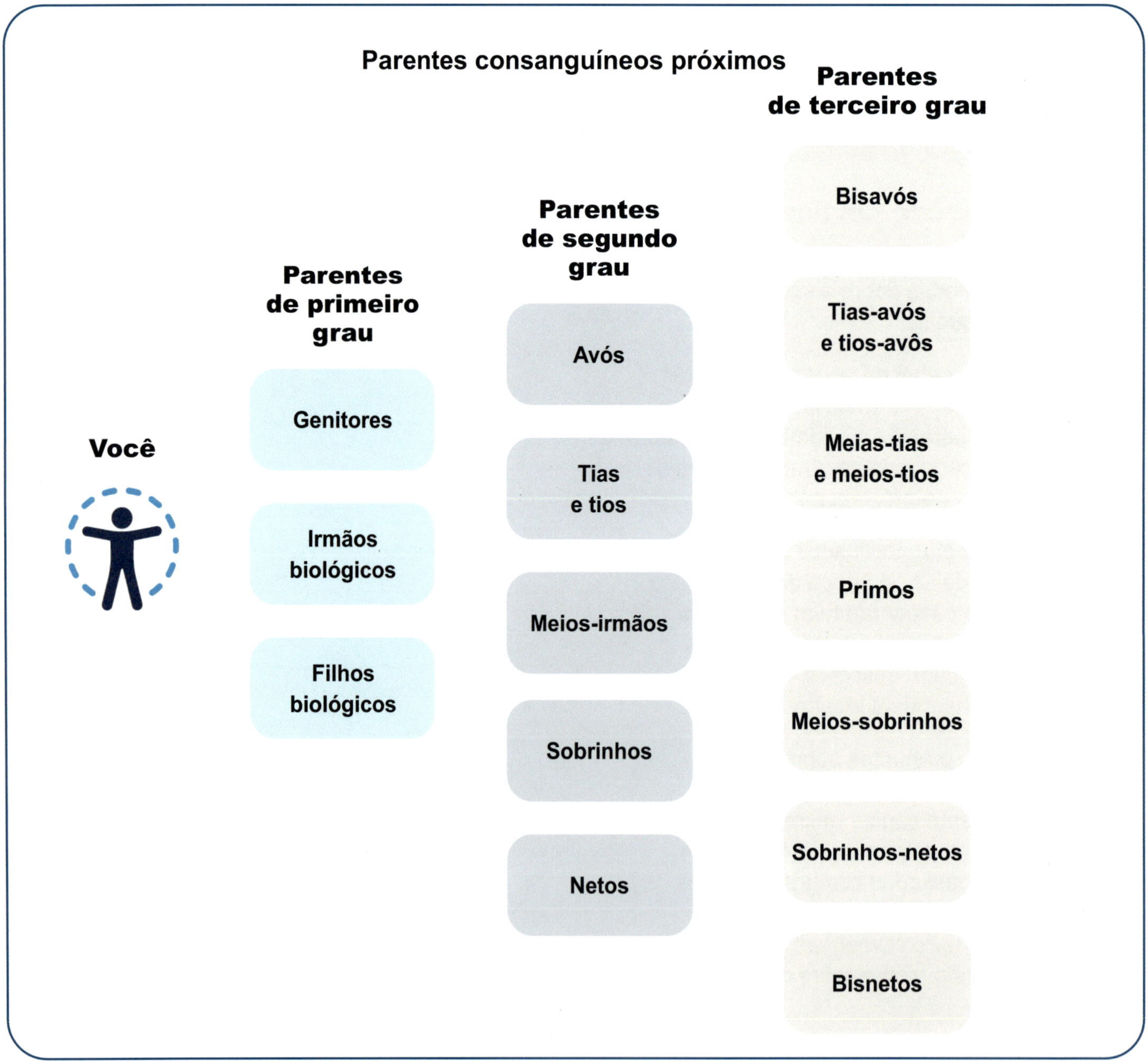

Escolha do melhor teste para você

Os testes genéticos costumam ser feitos com o uso de sequenciamento de próxima geração (NGS). Também chamado de painel multigenes, o NGS analisa todo o grupo de genes de predisposição ao câncer ao mesmo tempo. Os painéis multigenes podem incluir genes de penetrância moderada e alta.

Para realizar os testes, normalmente você fornecerá uma amostra de sangue ou saliva (cuspe). A amostra será enviada a um laboratório para análise das variantes genéticas que causam cânceres e síndromes hereditárias.

Outros tipos de amostras podem ser usados para obter seu DNA, se for necessário. O teste pode ser feito em uma amostra de células da bochecha (esfregaço bucal), da pele, dos cabelos ou das unhas.

Testes genéticos caseiros

Os testes genéticos oferecidos por empresas que fornecem informações sobre antepassados e saúde, como 23andMe, são chamados de testes recreativos. Algumas desvantagens desses testes incluem:

- Eles analisam somente variantes associadas a poucos cânceres.
- Eles não consideram seu histórico familiar.
- Os resultados podem ser imprecisos.

Se o seu resultado for positivo em um teste recreativo, converse com um profissional de saúde sobre o resultado. Antes do uso dessas informações em seus cuidados de saúde, pode ser necessário fazer outro teste genético para confirmar os resultados.

Testes caseiros mais completos estão disponíveis por meio de empresas como a Invitae e a Color Genomics. Embora, em geral, estas incluam serviços de um conselheiro genético, elas costumam fornecer oportunidade limitada para examinar e compreender o significado de um resultado de teste genético.

Se os resultados forem positivos

Depois dos testes, o profissional de genética explicará os resultados e o significado para a sua saúde e risco de câncer.

Um resultado positivo significa que uma variante patogênica (que causa câncer) ou provavelmente patogênica foi encontrada em um ou mais genes incluídos no painel de testes. É recomendado consultar um profissional de genética em caso de resultados positivos.

Para pessoas com testes positivos e sem diagnóstico de câncer, a próxima etapa é examinar, com o médico, as opções para controle do risco de câncer. Esse processo pode envolver rastreamento mais frequente, medicamentos redutores de risco ou cirurgia redutora de risco.

Alguns centros médicos incluem tratamento especializado e serviços de rastreamento para pessoas com um resultado positivo nos testes genéticos. O médico poderá encaminhar você a esses serviços, se estiverem disponíveis. Pergunte ao médico sobre clínicas de prevenção do câncer, grupos de apoio ou defesa a pessoas com câncer hereditário e estudos clínicos disponíveis.

Se estiver recebendo tratamento para um câncer, um resultado positivo pode afetar seu tratamento oncológico. Isso também afeta os ensaios clínicos aos quais você é elegível.

Compartilhamento dos resultados

Na medida do possível, compartilhe os resultados com seus familiares biológicos. Eles podem ter risco aumentado e podem se beneficiar da avaliação de risco e, possivelmente, de testes.

É útil fornecer a eles uma cópia dos seus resultados para que eles possam compartilhar com os médicos e especialistas genéticos que os atendem. Alguns médicos oferecem materiais e recursos de fácil compreensão que você pode utilizar para informar a sua família sobre os seus resultados e os riscos deles.

Encaminhamento a um profissional de genética

Se a unidade de testes não tiver os recursos para aconselhamento pré-testes ou atendimento pós-testes, peça encaminhamento a um profissional de genética.

É recomendado consultar um profissional de genética em caso de resultados positivos e se houver um resultado complexo que precisa de interpretação e conduta especializadas.

Reconsulta sobre o seu risco

Ao longo do tempo, pode ser benéfico fazer uma consulta de acompanhamento com um especialista genético ou outro profissional de saúde que conheça o risco de câncer herdado.

Essa consulta possibilita que você converse com o médico sobre a estratégia de rastreamento de câncer. Ele pode sugerir mudanças considerando as pesquisas mais recentes, ou se houve o diagnóstico de novos cânceres em sua família. Você também pode conversar sobre novas opções para testes genéticos.

Se as suas circunstâncias de vida tiverem mudado, esta é uma oportunidade para reavaliar decisões anteriores sobre cirurgia redutora de risco e outras opções de rastreamento e prevenção.

A frequência de acompanhamento depende da sua idade, planejamento reprodutivo, outros problemas de saúde, cirurgias redutoras de risco e outros fatores de risco.

Planejamento familiar

Se estiver em idade reprodutiva, o médico explicará o significado que um teste genético positivo pode ter para começar ou aumentar a família.

Alguns casais com doenças genéticas (ou portadores dessas condições) escolhem conceber naturalmente. Entre a 10ª e a 14ª semana de gravidez, é possível fazer um teste para identificar se o bebê tem variantes que causam câncer com o uso de uma biópsia de vilo corial (BVC). Isso se chama diagnóstico pré-natal. Dependendo dos resultados, os pais podem tomar decisões difíceis sobre a conduta da gravidez.

Outra opção para casais com doenças genéticas (ou portadores dessas condições) é a fertilização *in vitro* (FIV). Na FIV, os óvulos são fertilizados com esperma em um laboratório para criar embriões. Os embriões são implantados no útero ou congelados para uso futuro. Antes da transferência para o útero, os embriões podem ser testados para identificar a presença de variantes hereditárias que causam câncer. Isso se chama teste genético pré-implantacional (PGT). Se desejado, é possível transferir para o útero somente os embriões que não carregam a(s) variante(s).

Os casais também podem escolher usar óvulos, esperma ou embriões de um doador para FIV.

Teste genético pré-implantacional (PGT)

É possível testar embriões criados por meio de FIV para identificar a presença de uma variante de risco de câncer hereditário transmitida pelo doador do óvulo ou do esperma. Se desejado, é possível transferir para o útero somente os embriões que não carregam a variante.

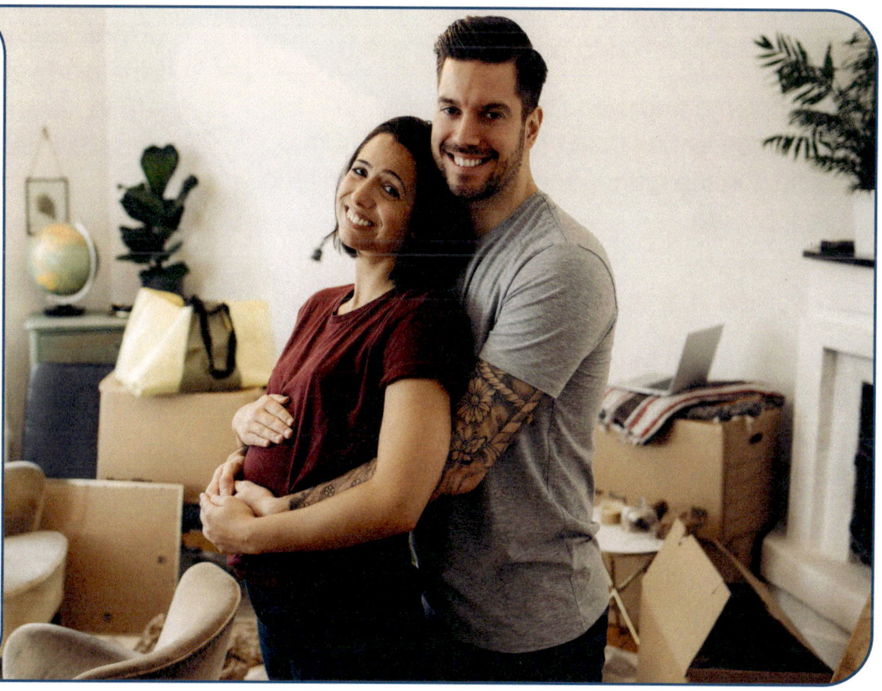

Outros resultados possíveis

Outros resultados possíveis de testes genéticos são descritos abaixo.

Um resultado negativo significa que você não carrega uma variante patogênica nos genes de predisposição ao câncer incluídos no painel de exames. Um resultado negativo pode ser um verdadeiro negativo ou um negativo não informativo.

Resultado verdadeiro negativo

Se a sua família for portadora de uma variante que causa câncer e você não a possuir, isso é chamado de verdadeiro negativo. Esse resultado é tranquilizador.

Lembre-se de que você ainda pode ter maior risco que a média com base em seu histórico pessoal e familiar. Você pode estar em risco por um destes motivos:

- Você é portador de uma variante em um gene que pode não ter sido detectada com a tecnologia atual.
- Você é portador de uma variante em um gene que não foi incluído no painel de exames.
- Vários membros da família foram diagnosticados com câncer, mas nenhum é relacionado a um gene de câncer hereditário conhecido.

Resultado negativo não informativo

Se o resultado do seu teste foi negativo e seus parentes com suspeita de câncer ou com câncer de início precoce não foram testados, isso é chamado de negativo não informativo.

Não é informativo porque você ainda não sabe se eles são portadores de uma variante que você não herdou ou se os cânceres deles não podem ser explicados por genes de câncer hereditário conhecidos.

Mesmo que seu resultado seja negativo, você pode se beneficiar de rastreamento mais frequente de câncer e medidas de redução de risco com base no seu histórico familiar. Alguns centros médicos incluem clínicas de alto risco especializadas que oferecem esse tipo de rastreamento baseado no histórico familiar.

Os membros da sua família podem se beneficiar de testes genéticos, tanto para conhecer o próprio risco de câncer quanto para contribuir com dados sobre o risco geral de câncer da família.

Com o tempo, você pode ser candidato a testes genéticos adicionais devido a novos dados de histórico familiar e avanços nos testes.

Variante de significado incerto

Uma variante de significado incerto (VUS) é uma variante genética para a qual existem poucas informações disponíveis. Esse é um resultado comum, principalmente quando muitos genes são testados ao mesmo tempo.

Com o tempo, mais informações podem ficar disponíveis e seu profissional de saúde poderá atualizá-lo sobre o significado dessas variantes. Até lá, elas não serão utilizadas para tomar decisões de tratamento.

Resultados mosaico

Os resultados são chamados mosaico quando alguém tem dois ou mais grupos de células que se diferenciam geneticamente uns dos outros. Acredita-se que isso seja causado por um erro na mitose (divisão das células) em um bebê em crescimento durante a gravidez.

O mosaicismo pode levar a muitos tipos de doenças. O encaminhamento a um profissional de genética é recomendado para resultados mosaico.

Pontos importantes

- Determinar seu risco de câncer hereditário envolve aconselhamento antes dos testes, escolha dos melhores genes a serem testados e aconselhamento quando os resultados estiverem prontos.
- Seu histórico de saúde e de câncer, assim como o de seus familiares biológicos, são fatores cruciais na determinação do seu risco de câncer hereditário.
- Os testes genéticos costumam ser feitos com o uso de sequenciamento de próxima geração (NGS). Para ser testado, normalmente você fornecerá uma amostra de sangue ou saliva.
- Se for encontrada uma variante que causa câncer, compartilhe os resultados com seus familiares biológicos. Eles também podem ter risco aumentado e podem ser beneficiar da avaliação de risco e, possivelmente, dos testes.
- As opções de planejamento familiar para casais portadores de doenças genéticas incluem diagnóstico pré-natal depois da concepção natural e fertilização *in vitro* (FIV) com teste genético pré-implantacional (PGT).
- Outros resultados possíveis incluem verdadeiro negativo, negativo não informativo, variante de significado incerto e resultados mosaico. Se os resultados forem negativos, você ainda pode estar em maior risco que a média com base em seu histórico familiar.
- Com o tempo, converse com o profissional de genética sobre o seu rastreamento de câncer e a estratégia de prevenção. Fale para ele sobre novos cânceres diagnosticados em sua família e conheça novas opções para testes.

Perguntas para fazer

- Quais são as vantagens e desvantagens de fazer testes genéticos?
- Qual é o tempo de espera para receber os resultados?
- A seguradora do meu plano de saúde ou do meu seguro de vida pode aumentar minhas mensalidades se o meu resultado for positivo?
- Acho que não consigo lidar com o impacto emocional de um resultado positivo. O que eu faço?
- O que posso fazer para diminuir meu risco se o resultado for positivo?

3

Critérios para teste e tratamento baseado em resultados

17 Recomendações gerais

18 Câncer de mama

23 Câncer de ovário

25 Câncer de pâncreas

27 Câncer de próstata

29 Síndrome de Li-Fraumeni

32 Síndrome de Cowden/PHTS

35 Tratamento específico do gene

41 Pontos importantes

41 Perguntas para fazer

Este capítulo descreve os critérios usados para determinar se os testes genéticos seriam úteis para você, além do tratamento recomendado para casos de resultado positivo.

Recomendações gerais

Os testes são recomendados nas situações descritas nesta página. Se você tiver histórico pessoal ou familiar de câncer de mama, ovário, pâncreas ou próstata, diretrizes mais específicas serão fornecidas mais à frente, neste capítulo.

Variantes que causam câncer em parentes

Testes genéticos são recomendados se você tiver parentes consanguíneos com uma variante genética que causa câncer confirmada.

Ajuda para tomar decisões de tratamento

Se você tiver câncer, os testes genéticos poderão ajudar seu médico a tomar decisões relacionadas a quimioterapia e a outras formas de terapia sistêmica. Especificamente, se a quimioterapia com platina e inibidores de PARP podem seriam úteis para determinados cânceres.

Os resultados também podem orientar decisões sobre fazer ou não cirurgia redutora de risco para prevenir câncer de mama ou de ovário.

O câncer tem uma mutação

Se você tiver câncer, o tecido tumoral poderá ser testado para identificar características, chamadas biomarcadores, que ajudam a orientar o tratamento. O teste de biomarcadores é diferente dos testes genéticos para mutações da linhagem germinativa (herdada). Os biomarcadores costumam ser mutações (alterações) em genes específicos. As mutações no tumor ou no câncer são chamadas somáticas, adquiridas ou simplesmente mutações tumorais.

Para alguns cânceres hereditários, planejar o melhor tratamento depende de você ter nascido com a mesma diferença no DNA que foi encontrada no tumor. Testes genéticos são recomendados se o câncer tiver uma mutação patogênica ou provavelmente patogênica (P/LP) e isso causaria impacto no seu tratamento se a variante também fosse da linhagem germinativa (herdada).

Quem mais pode se beneficiar dos testes?

Pessoas de **ancestralidade judaica asquenazita** têm maior risco do que a média de portar determinadas variantes genéticas que causam câncer. Os testes podem ser considerados se você tiver ancestralidade judaica asquenazita, mesmo que não tenha outros fatores de risco.

Os testes genéticos também podem ser considerados para pessoas diagnosticadas com **câncer seroso de endométrio**, um tipo raro de câncer uterino que pode estar ligado a variantes de *BRCA*.

Câncer de mama

O câncer de mama começa nas células da mama. Quase todos os cânceres de mama são carcinomas. Carcinomas são cânceres que revestem as superfícies internas ou externas do corpo. Qualquer pessoa pode desenvolver câncer de mama, incluindo pessoas designadas como do sexo masculino ao nascer.

Existem diferentes tipos de carcinoma de mama. Os tipos mais comuns são ductal ou lobular.

- O **carcinoma ductal** começa nas células que revestem os dutos mamários. O carcinoma ductal é o tipo mais comum de câncer de mama.
- O **carcinoma lobular** começa nos lóbulos (glândulas mamárias) da mama.

Neste guia do paciente, o termo câncer de mama inclui carcinoma ductal invasivo (CDI) e carcinoma ductal in situ (CDIS).

Um a cada 10 cânceres de mama tem como causa a hereditariedade. Genes com suscetibilidade ao câncer de mama incluem *BARD1, BRCA1, BRCA2, CDH1, CHEK2, NF1, PALB2, PTEN, STK11* e *TP53.*

A avaliação de risco personalizada e o aconselhamento genético são recomendados se você cumprir os critérios para teste descritos a seguir. Testes genéticos costumam fazer parte do processo.

Controle de risco

Em pessoas com risco aumentado de câncer de mama hereditário, rastreamento com mamografias, RM da mama ou ambos são, com frequência, recomendados para detectar crescimento precoce de câncer.

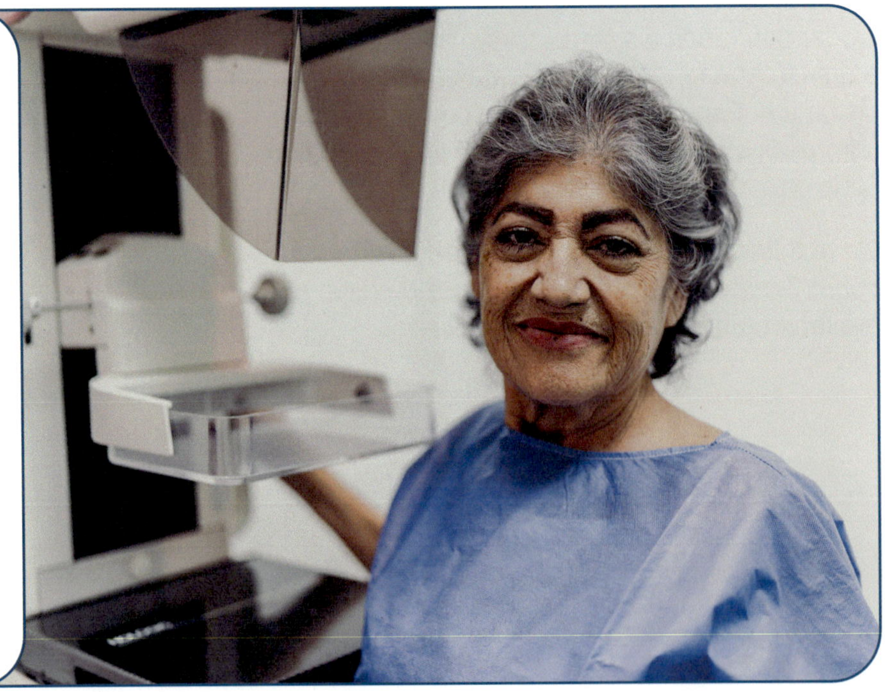

Testes em pessoas com câncer de mama

Testes genéticos são recomendados se você recebeu o diagnóstico de câncer de mama e alguma destas opções são válidas para o seu caso.

Idade: você recebeu o diagnóstico de câncer de mama até os 50 anos.

Ancestralidade: você tem ancestralidade judaica asquenazita.

Tipo de câncer: você recebeu o diagnóstico com algum destes:

- Câncer de mama masculino.
- Câncer de mama triplo-negativo.
- Mais de um tipo de câncer de mama.
- Câncer de mama lobular e você tem um histórico pessoal ou familiar de câncer gástrico difuso.

Histórico familiar: você tem um ou mais parentes consanguíneos próximos com algum destes:

- Câncer de mama diagnosticado até os 50 anos
- Câncer de mama masculino
- Câncer de ovário
- Câncer de pâncreas
- Câncer de próstata metastático ou de alto risco

Os testes também são recomendados se você tiver três parentes (incluindo você) no mesmo lado da família que tiveram câncer de mama ou de próstata.

Para orientar seu tratamento: em pessoas com câncer de mama metastático, testes genéticos são recomendados para ajudar a decidir se o tratamento com inibidor de PARP deve ser considerado.

Em pessoas com câncer de mama HER2 negativo de alto risco, os testes são recomendados para ajudar a decidir se o tratamento com inibidores de PARP seria benéfico depois do tratamento primário. Converse com o seu oncologista se o câncer for de alto risco.

Se estiver recebendo tratamento para algum tipo de câncer, um resultado positivo pode afetar os ensaios clínicos aos quais você é elegível.

Se você não cumprir os critérios descritos

Se você não recebeu o diagnóstico de câncer de mama, ou recebeu, mas não cumpre os critérios descritos, os testes **são recomendados** nestas situações.

- Você tem um parente consanguíneo de primeiro ou segundo grau que cumpre os critérios descritos.
- Você tem um risco de 5% ou maior de ser portador de uma variante de *BRCA1/2* com base em uma calculadora de risco anterior, como BRCAPro e CanRisk.

Os testes genéticos também podem ser **considerados** se alguns destes casos for válido para você:

- Você recebeu o diagnóstico de câncer de mama entre 51 e 65 anos.
- Você recebeu o diagnóstico de câncer de mama (em qualquer idade) e tem um ou mais parentes consanguíneos próximos com determinados tipos de câncer de próstata.
- Você tem um histórico de tumores filoides malignos.

Os testes também podem ser uma opção para pessoas com risco de 2,5% a 5% de uma variante de *BRCA1/2*, de acordo com uma calculadora de risco anterior. Nesse caso, ao decidir se incluirá outros genes além do *BRCA1/2*, seu médico considerará suas preferências, sua cobertura de seguro e a rapidez dos resultados. Quanto mais genes forem testados, maior a probabilidade de se identificar uma variante de significado incerto (VUS).

Quem possivelmente não se beneficiará dos testes?

Em pessoas **sem** parentes próximos com câncer de mama, ovário, pâncreas ou próstata, é possível que os testes não encontrem variantes de alto risco nestes grupos:

- Pessoas designadas como do sexo feminino ao nascer, diagnosticadas com câncer de mama depois dos 65 anos.
- Homens diagnosticados com câncer de próstata localizado e escore de Gleason abaixo de 7. O escore de Gleason costuma variar de 6 a 10. Quanto menor o escore, mais lentamente espera-se que as células de câncer cresçam e se espalhem.

Controle do risco de câncer de mama depois de um resultado positivo

Um resultado positivo significa que uma variante patogênica ou provavelmente patogênica da linhagem germinativa foi encontrada nos genes de suscetibilidade incluídos no painel de exames.

Com base nos seus resultados, o médico pode recomendar algumas estratégias descritas a seguir para reduzir o risco de câncer de mama.

As recomendações para redução do risco são orientadas pela penetrância da(s) variante(s) genética(s) específica(s) identificada(s). Consulte o **guia 8** na página 35 para ver as orientações completas de acordo com o gene.

Conscientização sobre a mama

A conscientização sobre a mama envolve conhecer suas mamas e informar ao médico se houver alterações. Fazer autoexame de mamas regularmente pode ajudar você a notar alterações. Se estiver na pré-menopausa, pode ser conveniente fazer os testes quando a menstruação estiver quase no fim.

Mamografia de rastreamento

Uma mamografia de rastreamento usa raios X de baixa dose para capturar quatro imagens da sua mama (duas de cada lado). Um radiologista analisará as imagens e decidirá se você precisa de outro exame de imagem. Se precisar, possivelmente você fará uma mamografia diagnóstica.

Uma mamografia diagnóstica compreende a captura de imagens de raio X mais detalhadas da mama de diferentes ângulos para examinar a área suspeita mais de perto.

Exame clínico das mamas

O exame clínico das mamas (ECM) é um exame físico das mamas feito por um médico para verificar a presença de nódulos ou outras alterações. Enquanto está sentada ou deitada, o médico apalpará (sentirá) toda a mama, incluindo a axila. Uma enfermeira ou assistente também pode estar na sala durante o exame.

RM da mama

Uma ressonância magnética (RM) utiliza ondas de rádio e ímãs potentes para capturar imagens de áreas dentro do corpo. Ela não utiliza radiação.

Seu médico pode recomendar RM da mama além de mamografia. Ele irá considerar sua idade, histórico familiar, densidade mamária e preferências para determinar o uso dos dois métodos.

Para uma RM da mama, é utilizado um meio de contraste à base de gadolínio (GBCA), um metal pesado raro, para melhorar a qualidade da RM. O GBCA não tem efeitos nocivos, mas pode permanecer no organismo por meses e até anos após a administração. Converse com o médico se tiver dúvidas. A RM deve ser feita com ou sem contraste.

Mastectomia redutora de risco

Fazer uma cirurgia de remoção das mamas diminui o risco de desenvolver câncer de mama. A cirurgia para remoção de ambas as mamas para essa finalidade é chamada de mastectomia bilateral redutora de risco.

A mastectomia redutora de risco é uma opção a ser considerada para as pessoas com variantes de linhagem germinativa em determinados genes de suscetibilidade ao câncer de mama, incluindo *BRCA1/2*, *CDH1*, *PALB2*, *PTEN* (associado com a síndrome de Cowden), *STK11* e *TP53* (associado à síndrome de Li-Fraumeni). Mais à frente neste capítulo estão disponíveis informações sobre o tratamento para a síndrome de Li-Fraumeni (página 29) e a síndrome de Cowden (página 32).

RM da mama

Para pessoas com risco aumentado de câncer de mama, o RM da mama pode ser recomendado além da mamografia. Seu médico considerará suas variantes genéticas específicas, idade, histórico familiar, densidade mamária e preferências para determinar o uso de ambos os métodos.

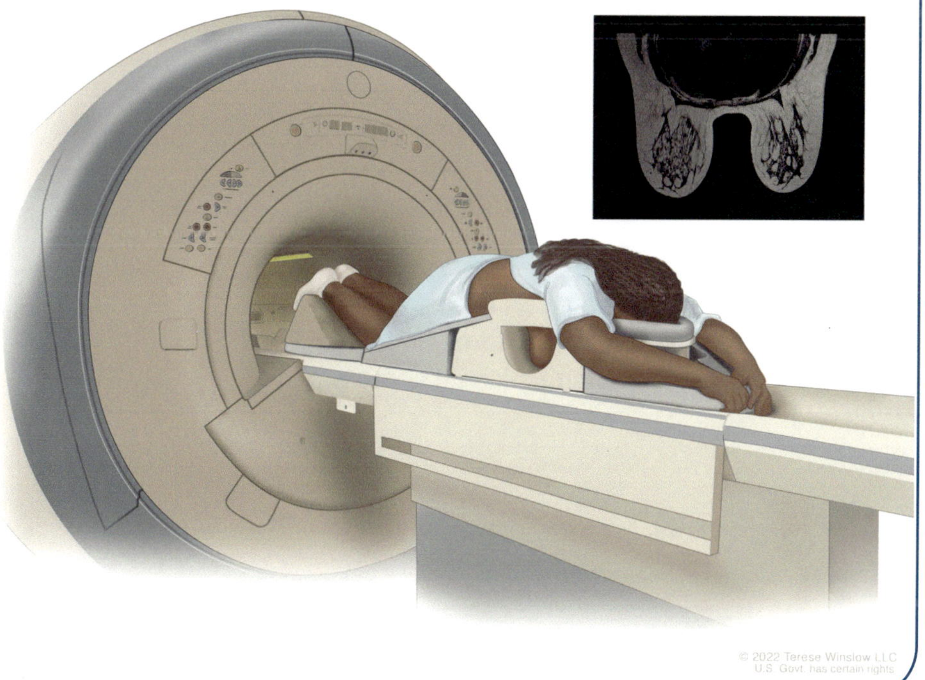

Seu médico explicará os riscos dessa cirurgia, o grau de proteção contra o câncer que ela oferece e suas opções para reconstrução mamária. Se você tem um forte histórico familiar de câncer de mama, leve isso em consideração ao tomar decisões sobre mastectomia redutora de risco.

A remoção das mamas pode causar um grande impacto em seu bem-estar emocional e na sua qualidade de vida. Converse com o médico sobre os recursos e informações disponíveis para você.

Medicamentos redutores de risco

Determinados medicamentos podem ajudar a reduzir o risco de desenvolver câncer de mama em pessoas com alto risco.

Na **pré-menopausa**, tamoxifeno é mais comumente utilizado. Esse modulador seletivo do receptor de estrogênio (SERM) reduz a quantidade de estrogênio no corpo.

O tamoxifeno costuma ser prescrito como comprimidos de 20 mg por cinco anos. Às vezes, ele é prescrito para uso em menos anos, com doses menores.

Na **pós-menopausa** o raloxifeno (Evista) ou um inibidor da aromatase costuma ser recomendado.

O raloxifeno é um bloqueador de estrogênio, igual ao tamoxifeno. Para prevenção de câncer de mama, o raloxifeno costuma ser prescrito como uma dose de 60 mg por dia por cinco anos.

Anastrozol e exemestano são inibidores da aromatase. Eles baixam os níveis de estrogênio ao impedir que a aromatase (uma enzima no tecido adiposo) converta outros hormônios do corpo em estrogênio.

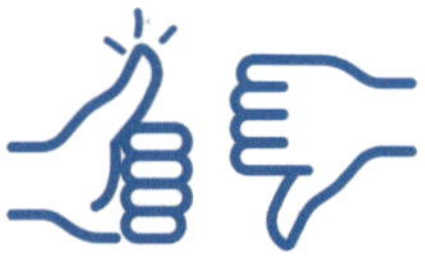

Conte-nos a sua opinião!

Reserve alguns minutos para responder a uma pesquisa on-line sobre as NCCN Guidelines for Patients.

NCCN.org/patients/response

Câncer de ovário

A maioria dos cânceres de ovário começam, na verdade, nas tubas uterinas. O câncer se forma na camada superficial do tecido, chamado epitélio. Existem mais de cinco tipo de câncer epitelial de ovário. As formas mais comuns são:

- Carcinoma seroso de alto grau (HGSC)
- Carcinoma endometrioide de alto grau

Os genes de suscetibilidade ao câncer de ovário incluem *ATM*, *BRCA1*, *BRCA2*, *BRIP1*, *PALB2*, *RAD51C*, *RAD51D* e os genes da síndrome de Lynch (*MLH1*, *MSH2*, *MSH6*, *EPCAM*).

Critérios para testes

Os testes são recomendados para qualquer pessoa que tenha sido diagnosticada com câncer epitelial de ovário (incluindo câncer na tuba uterina e câncer peritoneal) em qualquer idade.

Se você nunca recebeu um diagnóstico de câncer de ovário, os testes são recomendados se:

- Você tiver parentes consanguíneos de primeiro ou segundo grau diagnosticados com câncer epitelial de ovário (incluindo câncer na tuba uterina e câncer peritoneal) em qualquer idade.
- Você não cumprir os critérios acima, mas tiver probabilidade superior a 5% de ser portador de uma variante de *BRCA1/2* com base em uma calculadora de risco anterior, como BRCAPro ou CanRisk.

Com base em resultados específicos, seu médico pode recomendar a adoção de medidas para reduzir o risco de câncer de ovário, como a cirurgia redutora de risco.

Salpingo-ooforectomia redutora de risco

A cirurgia para remoção dos ovários e das tubas uterinas para reduzir o risco de câncer é chamada de salpingo-ooforectomia redutora de risco (SORR). A SORR é recomendada para pessoas com variantes que causam câncer da linhagem germinativa nos genes *BRCA1/2*, *BRIP1*, *RAD51C* e *RAD51D*. É, ainda, uma opção para pessoas com variantes em diversos outros genes.

A SORR pode causar impacto na sua saúde, no bem-estar emocional e na qualidade de vida. Marque antecipadamente uma consulta com um especialista em menopausa se estiver na pré-menopausa quando a SORR for feita. Mais informações sobre a menopausa cirúrgica estão disponíveis na próxima página.

Opção de histerectomia no momento da SORR
Pessoas com variantes de *BRCA* da linhagem germinativa podem ter um risco levemente superior de câncer uterino seroso do que a média da população. Converse com o médico sobre os riscos e benefícios de remover o útero ao mesmo tempo que a SORR.

Menopausa cirúrgica

Se você estiver na pré-menopausa, a remoção cirúrgica dos ovários resulta na queda repentina dos níveis de estrogênio no corpo. Essa queda pode causar sintomas de menopausa, incluindo:

- Ondas de calor.
- Problemas de sono.
- Sudorese noturna.
- Oscilações no humor.
- O epitélio vaginal pode se tornar fino, seco e irritado (atrofia vaginal).
- Alterações cognitivas.
- Ganho de peso.

Baixos níveis de estrogênio também estão associados a riscos de longo prazo, como doença cardíaca e ossos frágeis (osteoporose).

Se você tiver sintomas, seu médico pode sugerir terapia hormonal na menopausa (THM). Essa abordagem era chamada de terapia de reposição hormonal (TRH). Ela pode ajudar a diminuir os efeitos colaterais e, às vezes, é algo a considerar se você não tem câncer de mama.

Se o seu **útero não for removido** na SORR, a THM somente com estrogênio pode aumentar o risco de câncer de endométrio. Por esse motivo, as opções, em geral, incluem:

- Dispositivo intrauterino (DIU) com levonorgestrel e estrogênio administrado como comprimido ou adesivo na pele
- Combinação de estrogênio com um modulador seletivo de receptores de estrogênio (SERM, como bazedoxifeno)
- Pílulas anticoncepcionais orais combinadas
- Outras combinações de estrogênio e progestina

Menopausa cirúrgica

Na pré-menopausa, a remoção cirúrgica dos ovários pode causar sintomas de menopausa, incluindo problemas de sono. É recomendado consultar um especialista em menopausa.

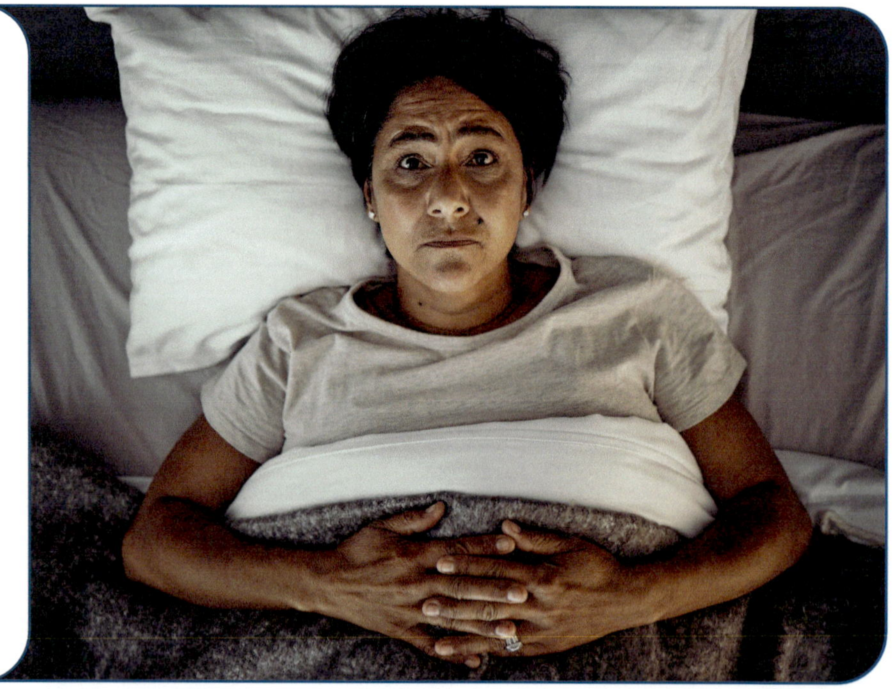

Se **optar pela histerectomia** durante a SORR, você será candidata à terapia hormonal na menopausa somente com estrogênio. O uso somente de estrogênio é associado a menor risco de câncer de mama em comparação ao uso de estrogênio e progestina.

Salpingectomia redutora de risco

A cirurgia para remoção das tubas uterinas se chama salpingectomia. Se estiver na pré-menopausa e não estiver pronta para remover os ovários, remover primeiro as tubas uterinas e os ovários posteriormente pode ser uma opção. Essa abordagem, entretanto, **não** é o padrão de tratamento para pessoas com alto risco de câncer de ovário.

Embora tenha mostrado reduzir o risco de câncer de ovário na população geral, não foi comprovado que a salpingectomia reduz o risco em pessoas com alto risco. Para pessoas com alto risco, é recomendada a remoção dos ovários e das tubas uterinas. Isso se chama salpingo-ooforectomia redutora de risco (SORR).

Depois da remoção das tubas uterinas, considere continuar o uso de pílulas anticoncepcionais combinadas ou DIU hormonal. Isso pode manter baixo seu risco de câncer de ovário enquanto você ainda tiver ovários.

A salpingectomia é uma opção para pessoas designadas como do sexo feminino ao nascer que também queiram fazer uma laqueadura. Essa forma de esterilização cirúrgica previne a gravidez ao impedir o encontro entre o espermatozóide e o óvulo.

Se você congelar óvulos ou embriões, para engravidar mais tarde, precisará do seu útero, mas não dos ovários ou das tubas uterinas.

Câncer de pâncreas

O câncer de pâncreas tem início na glândula digestiva chamada pâncreas. O pâncreas produz enzimas que decompõem proteínas, gorduras, açúcares e amidos. Também produz os hormônios chamados insulina e glucagon que controlam os níveis de açúcar no sangue.

Existem dois tipos principais de câncer de pâncreas. O tipo mais comum se forma a partir de células exócrinas. As células exócrinas produzem e transportam enzimas digestivas.

A causa hereditária do câncer de pâncreas é encontrada em cerca de 1 a cada 10 pessoas. Testes genéticos são recomendados para todos diagnosticados com câncer de pâncreas exócrino. Os genes de suscetibilidade ao câncer de pâncreas incluem *ATM*, *BRCA1*, *BRCA2*, *CDKN2A*, *PALB2*, *STK11*, *TP53* e genes da síndrome de Lynch (*MLH1*, *MSH2*, *MSH6*, *EPCAM*).

A pancreatite hereditária é, às vezes, causada por variantes de linhagem germinativa no *PRSS1*, no *SPINK1* e em genes relacionados. Embora esses indivíduos também tenham risco aumentado de câncer de pâncreas, testes de linhagem germinativa para esses genes são recomendados somente **se você também tiver** um histórico pessoal ou familiar de câncer de pâncreas exócrino.

O tratamento para resultados positivos é descrito na próxima página.

Se os resultados forem positivos

Se os testes genéticos encontrarem variantes que causam câncer em genes de suscetibilidade, seu médico pode recomendar o rastreamento anual para câncer de pâncreas assim que você atingir determinada idade.

Se o monitoramento do pâncreas for planejado, métodos recomendados incluem colangiopancreatografia por ressonância magnética (CPRM) com contraste e ultrassonografia endoscópica (USE).

A CPRM é um tipo de RM que produz imagens mais nítidas do pâncreas e dos dutos biliares. O contraste é utilizado para identificar pequenos tumores. A USE é semelhante a uma endoscopia do trato superior, exceto que o escopo também tem um componente de ultrassonografia. A sonda de ultrassonografia no endoscópio captura imagens do pâncreas e das estruturas próximas.

Se o monitoramento do pâncreas for planejado, a recomendação de onde começar depende dos genes afetados. Consulte o **guia 1.**

Guia 1
Abordagem de rastreamento sugerida para câncer de pâncreas exócrino

Variante de linhagem germinativa no *STK11*	Considerar o início do rastreamento a partir dos 30 a 35* anos.
Variante de linhagem germinativa no *CDKN2A*	Considerar o início do rastreamento aos 40* anos.
Variante de linhagem germinativa no *ATM* ou *BRCA2*	Considerar o início do rastreamento aos 50* anos.
Variante de linhagem germinativa no *BRCA1, MLH1, MSH2, MSH6, EPCAM, PALB2* ou *TP53*	Se você tiver um ou mais parentes de primeiro ou segundo grau no mesmo lado da família com câncer de pâncreas exócrino, considere o início do rastreamento aos 50* anos.

**Ou 10 anos antes do diagnóstico de câncer de pâncreas mais precoce em sua família, o que acontecer primeiro.*

Câncer de próstata

A próstata é uma glândula localizada dentro da pelve. Nos Estados Unidos, o câncer de próstata é o segundo câncer mais comum em pessoas designadas como do sexo masculino ao nascer.

Os genes de suscetibilidade ao câncer de próstata incluem *ATM*, *BRCA1/2*, *CHEK2*, *HOXB13* e *TP53*.

Quem deveria ser testado?

Em pessoas diagnosticadas com câncer de próstata, testes genéticos são recomendados para quem cumprir os critérios no **guia 2**. Se você não tiver câncer de próstata, ou tiver, mas não cumprir esses critérios, os testes são recomendados se você tiver parentes consanguíneos de primeiro grau que *cumpram* esses critérios.

Quem pode ser testado?

O teste também pode ser apropriado se:

- você for diagnosticado com câncer de próstata até os 55 anos e não cumprir os critérios para teste;
- você foi diagnosticado com câncer de próstata de risco intermediário com histologia intraductal/cribriforme em qualquer idade

Guia 2 Critérios para teste para pessoas diagnosticadas com câncer de próstata (em qualquer idade)	
Ancestralidade	Testes genéticos são recomendados a pessoas de ancestralidade judaica asquenazita.
Características do câncer	Testes genéticos são recomendados para pessoas com: • câncer de próstata metastático (estágio 4B); • câncer de próstata que se espalhou para os linfonodos (estágio 4A); • câncer de próstata de risco muito alto ou alto risco.

Histórico familiar	Os testes genéticos são recomendados nas seguintes situações:
	• Você tem um ou mais parentes consanguíneos próximos com algum destes:
	  • Câncer de mama diagnosticado até os 50 anos
	  • Câncer de mama masculino
	  • Câncer de ovário
	  • Câncer de pâncreas
	  • Câncer de próstata que seja de alto risco, risco muito alto, espalhado para os linfonodos ou metastático
	• Você tem três ou mais parentes próximos (incluindo você) com câncer de próstata ou cânceres de mama no mesmo lado da família.

Se os resultados forem positivos

Com base em seus resultados específicos, o médico pode recomendar o rastreamento de câncer de próstata ao verificar seu nível de antígeno específico da próstata (PSA). Abaixo são fornecidas mais informações sobre o PSA.

No passado, o rastreamento para câncer de próstata envolvia o exame retal digital (ERD). Agora, o ERD é feito somente se for necessário.

PSA

O PSA é uma proteína produzida dentro da glândula prostática. Seu trabalho é ajudar o sêmen a transportar esperma. Todas as células prostáticas, as células normais e as células cancerosas, produzem PSA.

Se houver algo errado com a próstata, como câncer de próstata, a próstata pode produzir mais PSA. Embora o PSA seja enviado ao sêmen, um pouco chega também à corrente sanguínea. Uma quantidade anormalmente alta de PSA no sangue pode ser um sinal de câncer de próstata.

Entretanto, idade e outros fatores, como próstata aumentada ou infecção do trato urinário, também podem causar altos níveis de PSA.

Queremos o seu feedback!

Nosso objetivo é fornecer informações sobre o câncer que sejam úteis e fáceis de entender. Responda à nossa pesquisa e nos diga o que fizemos corretamente e o que poderíamos melhorar.
NCCN.org/patients/feedback

Síndrome de Li-Fraumeni

A síndrome de Li-Fraumeni (SLF) é causada por uma variante patogênica no gene *TP53*. Esse gene ajuda a controlar o reparo ou a sobrevivência de células danificadas.

Famílias com síndrome de Li-Fraumeni têm alto risco de desenvolver uma série de cânceres. Os cinco cânceres da SLF mais comuns ou "centrais" incluem:

- Sarcomas
- Leucemias
- Cânceres de cérebro
- Cânceres de mama
- Tumores adrenocorticais

Quem deveria fazer testes?

Os testes genéticos são recomendados nas seguintes situações:

- Uma variante de linhagem germinativa no *TP53* está presente em sua família.
- Você cumpre os critérios clássicos ou os critérios de Chompret (consulte o **guia 3**).
- Você ou alguém da sua família recebeu o diagnóstico de leucemia hipodiploide pediátrica.

Os testes genéticos também podem ser recomendados se o tumor for uma mutação do *TP53*. Continue lendo para obter mais informações.

Guia 3
Critérios para diagnóstico de SLF

Critérios clássicos
Você recebeu o diagnóstico de sarcoma antes dos 45 anos.
e
Você tem um parente de primeiro grau diagnosticado com câncer antes dos 45 anos.
e
Você tem parentes de primeiro e segundo grau na mesma linha diagnosticados com câncer até os 45 anos ou com sarcoma em qualquer idade.
Critérios de Chompret
Você recebeu o diagnóstico de um tumor no espectro de SLF antes dos 46 anos e tem pelo menos um parente de primeiro ou segundo grau diagnosticado com um câncer no espectro de SLF antes dos 56 anos ou com múltiplos cânceres primários em qualquer idade.
ou
Você tem mais de um tipo de câncer e dois deles estão no espectro de SLF. O primeiro foi encontrado antes dos 46 anos.
ou
Você recebeu o diagnóstico de um ou vários cânceres raros.
ou
Você recebeu o diagnóstico de câncer de mama antes dos 31 anos.

Tumores com o biomarcador TP53

É possível, e até mesmo comum, para alguém nascido com uma variante de linhagem germinativa no *TP53* ter um tumor com uma mutação somática (adquirida) no *TP53*. Por exemplo, ao contrário de outros tipos de sarcoma, as variantes de linhagem germinativa no *TP53* são raras em pessoas com sarcoma de Ewing, tumores estromais gastrointestinais (GIST), tumores desmoides ou angiossarcoma.

Testes genéticos podem ser solicitados se você não cumprir os critérios para teste, mas o câncer tiver uma mutação de *TP53*. Seu histórico pessoal e familiar serão examinados para determinar se compensará realizar testes genéticos.

Os testes costumam ser solicitados para pessoas diagnosticadas com algum câncer antes dos 30 anos ou se o médico achar que é adequado.

Adultos com resultados positivos

A síndrome de Li-Fraumeni é rara. Recomenda-se o encaminhamento a uma equipe ou centro especializado com experiência nessa síndrome.

Pessoas com SLF têm alto risco de desenvolver mais de um tipo de câncer. Infelizmente, não existe um bom método de rastreamento para todos eles.

Para ver as recomendações de rastreamento de câncer em adultos, consulte o **guia 4**. O rastreamento mais frequente pode ser adequado com base no seu histórico pessoal e familiar.

RM de corpo inteiro

O rastreamento com RM de corpo inteiro pode detectar câncer precocemente em famílias com síndrome de Li-Fraumeni. Entretanto, ele também pode identificar como câncer algo que não é (um resultado falso positivo).

Se a RM de corpo inteiro não estiver disponível para você, pergunte ao médico sobre ensaios clínicos disponíveis dos quais você poderia participar. Também pergunte sobre outros métodos avançados de exames de imagem que podem ser uma opção.

SLF e radioterapia

A radiação aumenta o risco de desenvolvimento de sarcoma. Se estiver recebendo tratamento para câncer, a radioterapia costuma ser evitada caso você tenha outras boas opções de tratamento.

Entretanto, às vezes, a radioterapia é necessária. Nesse caso, tome uma decisão informada ao examinar totalmente os benefícios da radiação em comparação ao risco de segundos cânceres causados pela radiação.

Crianças com resultados positivos

Se a SLF estiver presente em sua família, informe ao pediatra sobre o risco de cânceres infantis.

Em famílias com SLF, estas medidas de rastreamento são recomendadas para ajudar a detectar o câncer precocemente em crianças:

- Faça um exame clínico completo, incluindo um exame neurológico, a cada 6 a 12 meses.
- RM de corpo inteiro anualmente começando na infância.
- RM do cérebro anualmente começando na infância (pode ser feita como parte da RM de corpo inteiro ou separadamente).
- Para carcinoma adrenocortical, ultrassonografia a cada 3 a 4 meses começando na infância.

Guia 4
Rastreamento de câncer em adultos com variantes de linhagem germinativa no *TP53*

Rastreamento de câncer de mama em pessoas designadas como do sexo feminino ao nascer	**18 anos:** comece se familiarizando com suas mamas e informe ao médico se houver alterações. Fazer autoexame de mamas regularmente pode ajudar você a notar alterações. Se estiver na pré-menopausa, pode ser conveniente fazer os testes quando a menstruação estiver quase no fim. **A partir dos 20 anos:** exames clínicos das mamas a cada 6 a 12 meses (ou, se alguém de sua família foi diagnosticado antes dos 20 anos, começar em qualquer idade). **De 20 a 29 anos:** RM da mama anual (ou, se alguém de sua família recebeu o diagnóstico antes dos 20 anos, começar em qualquer idade). **De 30 a 75 anos:** RM das mamas e mamografia anuais. **A partir dos 76 anos:** o tratamento é individualizado. A **mastectomia redutora de risco** é uma opção para pessoas com variantes de linhagem germinativa no *TP53*. Seu médico explicará os riscos da cirurgia, a extensão de proteção ao câncer que ela oferece, a possibilidade dos efeitos na qualidade de vida e as suas opções para reconstrução mamária.
Rastreamento para outros cânceres	**Recomendações gerais** • Fazer um exame clínico completo, incluindo um exame neurológico, a cada 6 a 12 meses para sobreviventes de câncer. Seu médico examinará atentamente em busca de sinais ou sintomas de cânceres raros ou secundários. • RM de corpo inteiro e cérebro anualmente. **Câncer de pele** Exame de pele anual a partir dos 18 anos. **Câncer de cólon e estômago** Colonoscopia e endoscopia do trato superior a cada 2 a 5 anos a partir dos 25 anos ou 5 anos antes do câncer colorretal ou gástrico mais precoce na família. Se você recebeu radioterapia no abdome ou no corpo inteiro, recomenda-se começar a colonoscopia 5 anos depois do tratamento. **Câncer de próstata** Exame de antígeno específico da próstata (PSA) anual a partir dos 40 anos.

Síndrome de Cowden/PHTS

Variantes germinativas no gene *PTEN* podem causar um espectro de doenças chamado síndrome do tumor hamartoma *PTEN* (PHTS). A PHTS inclui estas doenças:

- Síndrome de Cowden (SC)
- Síndrome de Bannayan-Riley-Ruvalcaba (BRRS)
- Doença de Lhermitte-Duclos (DLD) adulta
- Síndrome de Proteus
- Transtorno do espectro autista com macrocefalia

As síndromes PHTS causam tumores benignos (não cancerosos) chamados hamartomas que se formam no corpo. Além de tumores benignos, pessoas com síndrome de Cowden têm risco aumentado de lesões ou tumores malignos (cancerosos), mais frequentemente na pele, nas membranas mucosas, nas mamas, na tireoide, no endométrio e no cérebro.

Uma a cada duas pessoas designadas como do sexo feminino ao nascer com síndrome de Cowden desenvolverá câncer de mama, em geral até os 50 anos.

A síndrome de Cowden pode ser diagnosticada com base em sinais, sintomas e histórico de saúde. Isso se chama diagnóstico clínico. Um diagnóstico clínico é feito se você tiver determinadas combinações de condições de saúde listadas no **guia 5**.

Testes genéticos são recomendados para pessoas com diagnóstico clínico de SC/PHTS. Outros critérios são descritos a seguir.

Guia 5 Características da síndrome de Cowden
Transtorno do espectro autista
Câncer de mama
Câncer de cólon
Câncer de endométrio
Acantose glicogênica esofágica (áreas mais espessas e elevadas no revestimento interno do esôfago)
Hamartomas gastrointestinais (tumores benignos com estrutura distorcida feita de uma mistura anômala de células e tecidos encontrados nessa área)
Ganglioneuromas gastrointestinais (tumores benignos de célula neural)
Hiperpigmentação (escurecimento da pele) na glande do pênis
Deficiência intelectual
Câncer renal (carcinoma de células renais)
Doença de Lhermitte-Duclos
Lipomas (tumores benignos de gordura)
Macrocefalia (cabeça aumentada)
Câncer da tireoide (papilar ou folicular)
Problemas de tireoide (nódulos, bócio)
Lipomatose testicular (lesões benignas nos testículos)
Triquilemomas (tumores benignos que se formam nos folículos capilares)
Problemas vasculares

Critérios para testes

Testes para variantes de linhagem germinativa no *PTEN* são recomendados nestas situações:

- Você cumpre os critérios para um diagnóstico clínico de SC/PHTS.
- Uma variante do gene *PTEN* está presente em sua família.
- Você tem BRRS.
- Você não cumpre os critérios para um diagnóstico clínico, mas tem determinadas combinações de outras características no **guia 5**.
- O exame de biomarcadores encontrou uma variante somática de *PTEN* em um tumor.

Se os resultados forem positivos

Se estiver disponível para você, procure atendimento de uma equipe ou centro especializado com experiência nessa síndrome rara.

Recomenda-se realizar um exame físico completo anualmente. Os exames devem ser feitos a partir dos 18 anos, ou cinco anos antes do diagnóstico de câncer mais jovem na família (o que acontecer primeiro).

Recomendações de rastreamento de câncer para pessoas com SC/PHTS estão disponíveis nos **guias 6 e 7**.

Guia 6
Controle do risco de câncer de mama para adultos com variante de linhagem germinativa no *PTEN*

Conscientização sobre a mama	A partir dos 18 anos, comece a se familiarizar com suas mamas e informar imediatamente alterações ao seu médico. Fazer autoexame de mamas regularmente pode ajudar você a se familiarizar com suas mamas e notar alterações.
Rastreamento de câncer	• Um exame clínico das mamas é recomendado a cada 6 a 12 meses a partir dos 25 anos, ou de 5 a 10 anos antes do diagnóstico de câncer de mama mais precoce na família (o que acontecer primeiro). • Mamografia e RM da mama são recomendadas a cada ano a partir dos 30 anos, ou 10 anos antes do diagnóstico de câncer de mama mais precoce na família (o que acontecer primeiro). • O rastreamento e a conduta são individualizados para pessoas a partir de 75 anos.
Mastectomia redutora de risco	A mastectomia redutora de risco é uma opção. Seu médico explicará os riscos da cirurgia, a extensão da proteção do câncer que ela oferece e suas opções para reconstrução da mama.

Guia 7
Rastreamento para outros cânceres em adultos com uma variante de linhagem germinativa no *PTEN*

Câncer de endométrio	• O câncer de endométrio pode, às vezes, ser detectado precocemente com base nos sintomas. Informe a equipe de tratamento sobre quaisquer sintomas, como sangramento entre os ciclos ou depois da menopausa. Pode ser útil acompanhar as mudanças no seu ciclo menstrual em um calendário. • Em pessoas com SC/PHTS, o rastreamento para câncer de endométrio não costuma ser recomendado. Entretanto, alguns médicos sugerem uma biópsia do endométrio a cada 1 a 2 anos, a partir dos 35 anos. • Converse com o seu médico sobre a opção de histerectomia depois da idade fértil. • Pessoas com SC/PHTS isoladamente têm risco médio de câncer de ovário, portanto, não há necessidade de remover os ovários.
Câncer colorretal	• A colonoscopia é recomendada a partir dos 35 anos, se você não tiver sinais ou sintomas. • Se um parente próximo foi diagnosticado com câncer colorretal antes dos 40 anos, comece a fazer o rastreamento de 5 a 10 anos antes do diagnóstico de CCR mais precoce na família. • A colonoscopia deve ser feita a cada 5 anos ou com mais frequência se o paciente for sintomático ou forem encontrados pólipos.
Câncer renal	Seu médico pode recomendar uma ultrassonografia dos rins a cada 1 a 2 anos, a partir dos 40 anos.
Câncer de pele	Pode haver risco aumentado de melanoma e outros problemas de pele. Recomenda-se realizar exames dermatológicos anualmente.
Câncer da tireoide	Na maioria dos casos, recomenda-se realizar uma ultrassonografia da tireoide anualmente a partir dos 7 anos.

Tratamento específico do gene

O quadro abaixo mostra recomendações para reduzir o risco de câncer com base nos resultados dos testes genéticos.

As recomendações são apresentadas em ordem alfabética por gene.

Guia 8
Recomendações para controle do risco de câncer de acordo com o gene

ATM

Risco aumentado de	Etapas recomendadas para reduzir seu risco
Câncer de mama	Faça uma mamografia anual a partir dos 40 anos. Seu médico pode recomendar RM da mama a partir dos 30 ou 35 anos, com base em sua idade, histórico familiar, densidade mamária e preferências.
Câncer epitelial de ovário	Não há evidências suficientes para recomendar salpingo-ooforectomia redutora de risco (SORR). O tratamento é orientado pelo seu histórico familiar.
Câncer de pâncreas	Veja as informações sobre rastreamento de câncer de pâncreas na página 25.
Câncer de próstata	Há cada vez mais evidências de uma associação entre o gene *ATM* e o câncer de próstata. Seu médico pode verificar seu nível de PSA a partir dos 40 anos.
Outros riscos de câncer	Pessoas com essa variante têm risco aumentado de câncer colorretal. Converse com o seu médico sobre as recomendações de rastreamento e outros cuidados.

BARD1

Risco aumentado de	Etapas recomendadas para reduzir seu risco
Câncer de mama	Faça uma mamografia anual a partir dos 40 anos. Seu médico pode recomendar RM da mama (além de mamografia) também a partir dos 40 anos, com base em sua idade, histórico familiar, densidade mamária e preferências.

BRCA1* e *BRCA2	
Risco aumentado de	**Etapas recomendadas para reduzir seu risco**
Câncer de mama (em pessoas designadas como do sexo feminino ao nascer)	• 18 anos: comece se familiarizando com suas mamas. Autoexames podem ajudar. • 25 anos: comece a fazer exames clínicos das mamas a cada 6 a 12 meses. • De 25 a 29 anos: faça uma RM da mama anualmente. Ou, se um membro da família recebeu o diagnóstico de câncer de mama antes dos 30 anos, o tratamento é personalizado. • De 30 a 75 anos: faça uma mamografia **e** uma RM da mama anualmente. • A partir dos 75 anos: seu tratamento é individualizado. • Mastectomia redutora de risco e agentes redutores de risco são opções.
Câncer de mama (em pessoas designadas como do sexo masculino ao nascer)	• Treinamento e educação de autoexame da mama a partir dos 35 anos. • Exame clínico das mamas a cada 12 meses a partir dos 35 anos. • Seu médico pode recomendar uma mamografia anual, a partir dos 50 anos, ou 10 anos antes do câncer de mama masculino mais precoce na família (o que acontecer primeiro).
Câncer de ovário	• Se desejado, converse com um especialista em fertilidade para discutir planejamento familiar. • Opções não cirúrgicas para reduzir o risco incluem pílulas anticoncepcionais (com estrogênio e progestina) e DIU de levonorgestrel. • Para portadores de *BRCA1* a SORR é recomendada entre os 35 e 40 anos. Para portadores de *BRCA2*, pode ser postergada até 40 a 45 anos. • Opção de histerectomia no momento da SORR. • A terapia hormonal na menopausa pode ajudar a aliviar os sintomas da menopausa. • A remoção primeiro das tubas uterinas (e, depois, dos ovários) pode ser uma opção para as pessoas que não estão prontas para a remoção dos ovários e que queiram uma laqueadura tubária.
Melanoma	Não há recomendações de rastreamento específicas. Limitar a exposição aos raios UV e fazer um exame de pele completo anualmente pode ajudar a diminuir seu risco.
Câncer de pâncreas	Veja as informações sobre rastreamento de câncer de pâncreas na página 25.
Câncer de próstata	Para portadores de *BRCA2*, o rastreamento é recomendado a partir dos 40 anos. O rastreamento **pode ser** recomendado para portadores de *BRCA1* (também aos 40 anos).

BRIP1	
Risco aumentado de	**Etapas recomendadas para reduzir seu risco**
Câncer epitelial de ovário	A salpingo-ooforectomia redutora de risco é recomendada na idade aproximada de 45 a 50 anos.

CDH1	
Risco aumentado de	**Etapas recomendadas para reduzir seu risco**
Câncer de mama	• Faça uma mamografia anual a partir dos 30 anos. • Seu médico pode recomendar uma RM da mama além das mamografias. • A mastectomia redutora de risco é uma opção.
Outros riscos de câncer	Pessoas com essa variante têm **risco aumentado** de câncer gástrico difuso hereditário (CGDH). Converse com o seu médico sobre o que isso significa para o seu tratamento.

CDKN2A	
Risco aumentado de	**Etapas recomendadas para reduzir seu risco**
Melanoma	Um exame de pele completo, feito por um dermatologista, incluindo fotografia corporal total e dermatoscopia, é recomendado a cada 6 meses.
Câncer de pâncreas	Veja as informações sobre rastreamento de câncer de pâncreas na página 25.
Outros riscos de câncer	Tumores da bainha neural, sarcomas e outros cânceres também são possíveis. Seu médico pode sugerir monitoramento além de rastreamento para câncer de pâncreas e melanoma. Isso pode incluir RM de corpo inteiro e cérebro anualmente.

CHEK2

Risco aumentado de	Etapas recomendadas para reduzir seu risco
Câncer de mama	• Faça uma mamografia anual a partir dos 40 anos. • Considerando sua idade, histórico familiar, densidade mamária e preferências, o médico pode recomendar RM da mama a partir dos 30 a 35 anos.
Câncer de próstata	Há cada vez mais evidência de uma associação entre o gene *CHEK2* e o câncer de próstata. Seu médico pode recomendar verificar seu PSA a partir dos 40 anos.

MSH2, MLH1, MSH6, PMS2, EPCAM (associado com a síndrome de Lynch)

A síndrome de Lynch é a causa mais comum dos cânceres de cólon e de endométrio (uterinos) hereditários. Famílias com síndrome de Lynch também têm risco aumentado de câncer urotelial, cerebral, gastrointestinal, de ovários, de mama, de pâncreas, biliar e outros cânceres.

Os critérios para teste de síndrome de Lynch e tratamento para resultados positivos estão fora do escopo deste guia. Para obter mais informações, é recomendado que os profissionais de saúde consultem a *NCCN Clinical Practice Guidelines in Oncology para Avaliação de alto risco genético/familiar: colorretal, de endométrio e gástrico*.

NF1

Risco aumentado de	Etapas recomendadas para reduzir seu risco
Câncer de mama	• Faça uma mamografia anual a partir dos 30 anos. • Seu médico pode também recomendar RM da mama a partir dos 30 a 50 anos.
Outros riscos de câncer	Você pode ter risco aumentado de tumores malignos da bainha neural periférica, tumores estromais gastrointestinais (GIST) e outros. É recomendado consultar um especialista em *NF1*.

PALB2	
Risco aumentado de	**Etapas recomendadas para reduzir seu risco**
Câncer de mama	• Faça uma mamografia **e** RM da mama anualmente a partir dos 30 anos. • Converse com o seu médico sobre a opção de mastectomia redutora de risco. • Para pessoas designadas como do sexo masculino ao nascer, seu médico pode recomendar a mesma estratégia de rastreamento de câncer de mama recomendada para *BRCA*.
Câncer epitelial de ovário	Converse com o seu médico sobre a opção de salpingo-ooforectomia redutora de risco por volta dos 45 ou 50 anos.
Câncer de pâncreas	Veja as informações sobre rastreamento de câncer de pâncreas na página 25.

PTEN (associado com a síndrome de Cowden)

Pessoas com variantes de linhagem germinativa no *PTEN* têm risco aumentado de câncer de mama, tireoide, colorretal, de endométrio e renal. Para ver informações sobre a síndrome de Cowden/Síndrome do tumor hamartoma PTEN (PHTS), consulte a página 32.

RAD51C e *RAD51D*	
Risco aumentado de	**Etapas recomendadas para reduzir seu risco**
Câncer de mama	Faça uma mamografia anual (e também possivelmente RM da mama) a partir dos 40 anos. Outros tratamentos são orientados pelo seu histórico familiar.
Câncer epitelial de ovário	A salpingo-ooforectomia redutora de risco é recomendada na idade aproximada de 45 ou 50 anos.

STK11 (associada com a síndrome de Peutz-Jeghers)

A síndrome de Peutz-Jeghers (PJS) é uma síndrome de câncer hereditário que causa o crescimento de tumores benignos no trato gastrointestinal e a formação de manchas escuras na pele. Pessoas com PJS têm alto risco de desenvolver cânceres de **mama, cólon, estômago, ovários, intestino delgado, pâncreas, colo do útero, útero, pulmões e testículos**. A maioria das pessoas com PJS tem uma variante de linhagem germinativa causadora de câncer no gene *STK11*.

Testes genéticos para PJS e tratamento para resultados positivos estão fora do escopo deste guia. Para obter mais informações, é recomendado que os profissionais de saúde consultem a *NCCN Clinical Practice Guidelines in Oncology para Avaliação de alto risco genético/familiar: colorretal, de endométrio e gástrico*. Veja abaixo informações sobre o controle do risco de câncer de mama e de pâncreas em pessoas com essa variante.

Câncer de mama	• Faça uma mamografia **e** RM da mama anualmente a partir dos 30 anos. • Converse com o seu médico sobre a opção de mastectomia redutora de risco.
Câncer de pâncreas	Veja as informações sobre rastreamento de câncer de pâncreas na página 25.

TP53 (associada com a síndrome de Li-Fraumeni)

A síndrome de Li-Fraumeni (SLF) é causada por uma variante patogênica no gene *TP53*. Famílias com SLF têm alto risco de desenvolver uma série de cânceres, principalmente **sarcomas, leucemias, cânceres de cérebro, cânceres de mama e tumores adrenocorticais**.

Muitos outros cânceres foram associados com a SLF, incluindo melanoma, câncer colorretal, gástrico e de próstata. Veja informações sobre a síndrome de Li-Fraumeni na página 29.

Pontos importantes

- Em pessoas diagnosticadas com câncer de mama, as decisões de testes genéticos se baseiam em idade, ancestralidade, histórico familiar, tipo de câncer e características do câncer. Se os resultados forem positivos, o médico pode recomendar o controle do seu risco com exames clínicos da mama, mamografias, RM da mama, mastectomia redutora de risco ou medicamentos redutores de risco.
- Testes genéticos são recomendados para todas as pessoas diagnosticadas com câncer epitelial de ovário (em qualquer idade) e para seus parentes de primeiro e segundo grau. Se os resultados forem positivos, a salpingo-ooforectomia redutora de risco pode ser recomendada para diminuir seu risco. A terapia hormonal na menopausa (THM) pode ser uma opção para aliviar os sintomas da menopausa cirúrgica.
- Testes genéticos são recomendados para todos diagnosticados com câncer de pâncreas exócrino. Se os resultados forem positivos, seu médico pode recomendar rastreamento anual com ultrassonografia endoscópica ou colangiopancreatografia por ressonância magnética quando você chegar a determinada idade.
- Em pessoas diagnosticadas com câncer de próstata, as decisões de testes genéticos se baseiam em ancestralidade, histórico familiar, estágio do câncer e nível de risco do câncer. Se os resultados forem positivos, o médico pode recomendar exames de sangue para verificar seu nível de antígeno específico da próstata (PSA).
- Testes genéticos para síndrome de Li-Fraumeni são recomendados se você cumprir critérios específicos, se uma variante de linhagem germinativa no *TP53* estiver presente em sua família e em algumas outras situações. Em adultos com um resultado positivo, são recomendados exames físicos frequentes e RM anual (de corpo inteiro e do cérebro). Mamografias e RM da mama são recomendados para controle do risco de câncer de mama. A mastectomia redutora de risco é também uma opção.
- Testes genéticos são recomendados para pessoas com diagnóstico clínico de síndrome de Cowden/Síndrome do tumor hamartoma *PTEN* e em algumas outras situações. Se os resultados forem positivos, o tratamento para controlar os riscos inclui exames físicos anuais, ficar alerta para sinais de câncer de endométrio e fazer o rastreamento para cânceres de mama, colorretal, renal, de pele e da tireoide. A mastectomia redutora de risco é uma opção para reduzir o risco de câncer de mama.

Perguntas para fazer

- Com base nos meus resultados, corro o risco de ter quais cânceres?
- Fazer uma cirurgia redutora de risco para evitar câncer de ovário ou de mama significa que nunca mais precisarei me preocupar em ter esses cânceres?
- Preciso considerar a mastectomia redutora de risco? Se sim, quem pode me ajudar a decidir?

4
Outros recursos

43 O que há mais para saber

43 O que mais fazer

43 Onde obter ajuda

Deseja saber mais? Veja onde obter mais ajuda.

O que há mais para saber

Este livro pode ajudar a melhorar seu tratamento oncológico. Ele explica com clareza as recomendações de especialistas e sugere perguntas para fazer à equipe de tratamento. Contudo, não é o único recurso à sua disposição.

Você tem a liberdade de receber todas as informações e ajuda que precisar. Muitas pessoas têm interesse em saber mais sobre:

- os detalhes sobre sua saúde e tratamento;
- como fazer parte de uma equipe de tratamento;
- como obter ajuda financeira;
- como encontrar um médico que é especialista na área;
- como lidar com os efeitos colaterais.

O que mais fazer

Seu centro de saúde pode ajudar você nas próximas etapas. Eles costumam ter recursos no local para ajudar a atender às suas necessidades e encontrar respostas para as suas perguntas. Os centros de saúde também podem informar você sobre recursos em sua comunidade.

Além da ajuda de seus médicos, os recursos listados na próxima seção oferecem suporte a muitas pessoas como você. Veja a lista e acesse os sites informados para saber mais sobre essas organizações.

Onde obter ajuda

Breastcancer.org
Breastcancer.org

Breast Cancer Alliance
Breastcanceralliance.org

CanCare, Inc.
Cancare.org

Cancer*Care*
Cancercare.org

Cancer Hope Network
cancerhopenetwork.org

DiepC Foundation
diepcfoundation.org

FORCE: Facing Our Risk of Cancer Empowered
Facingourrisk.org

GPAC Global Patient Advocacy Coalition
GPACunited.org

HIS Breast Cancer Awareness
hisbreastcancer.org

Imerman Angels
Imermanangels.org

Lustgarten Foundation
lustgarten.org

National Coalition for Cancer Survivorship
Canceradvocacy.org

National Ovarian Cancer Coalition
Ovarian.org

Ovarcome
Overcome.org

Ovarian Cancer Research Alliance
ocrahope.org

Sharsheret
sharsheret.org

Triage Cancer
Triagecancer.org

Termos que você precisa conhecer

aconselhamento genético
Uma conversa com um especialista de saúde sobre o risco de doenças causadas por mudanças nos genes.

câncer epitelial de ovário
Câncer que tem início na camada superficial do tecido que circunda as tubas uterinas e os ovários. É o tipo mais comum de câncer de ovário.

exame clínico das mamas (ECM)
Um exame físico das mamas feito por um profissional de saúde para verificar a presença de nódulos ou outras alterações.

genes *BRCA1* e *BRCA2*
Variantes nesses genes de reparo de DNA colocam você em alto risco de câncer de mama e de ovário, e risco aumentado de câncer de próstata e de pâncreas.

genes de predisposição ao câncer
Genes que, se alterados de modos específicos, aumentam seu risco de desenvolver determinados tipos de câncer. Também chamados genes de suscetibilidade ao câncer.

mamografia
Uma imagem das partes internas da mama que é feita usando raios X.

mamografia de rastreamento
Raios X da mama feitos para verificar a presença de câncer de mama em uma pessoa com sinais ou sintomas de câncer.

mastectomia redutora de risco (MRR)
Cirurgia que remove toda a mama para diminuir o risco de desenvolver câncer de mama.

menopausa cirúrgica
O início forçado da menopausa causado por cirurgia para remoção dos ovários. Resulta em queda repentina no estrogênio no corpo.

mutação somática
Uma alteração não hereditária no seu DNA que ocorreu algum tempo depois da sua concepção. Também chamada mutação adquirida ou mutação tumoral.

parentes consanguíneos próximos
Parentes consanguíneos próximos incluem parentes de primeiro, de segundo e de terceiro grau, no mesmo lado da família.

penetrância
Descreve a probabilidade de que alguém com variante que causa câncer herdada desenvolva sinais e sintomas do câncer. Nem todos com a variante desenvolverão o câncer.

salpingo-ooforectomia redutora de risco (SORR)
Cirurgia que remove os ovários e as tubas uterinas para reduzir o risco de câncer de ovário, câncer das tubas uterinas e cânceres peritoneais primários em pessoas com alto risco.

sequenciamento de próxima geração (NGS)
Teste de uma amostra para identificar muitas variantes genéticas de uma só vez. Também chamado de painel multigenes.

síndrome de Li-Fraumeni (SLF)
Síndrome de câncer hereditário causada por uma variante que causa câncer no gene *TP53*. Famílias com SLF têm alto risco de desenvolver sarcomas, leucemias, cânceres de cérebro, cânceres de mama e tumores adrenocorticais.

síndrome de Lynch
Uma síndrome de câncer hereditário que aumenta o risco de desenvolver câncer colorretal, de endométrio e de ovários e outros cânceres.

síndrome de Peutz-Jeghers (PJS)
Uma síndrome de câncer hereditário na qual muitos pólipos se formam no revestimento do trato gastrointestinal e manchas escuras aparecem na pele. Pessoas com PJS tem alto risco de desenvolver cânceres do trato gastrointestinal, de mama, do pâncreas, de ovário, de pulmão ou cervical. A PJS, em geral, é causada por diferenças no gene *STK11*.

terapia hormonal na menopausa (THM)
O uso de hormônios para diminuir os efeitos da menopausa. Essa abordagem era chamada de terapia de reposição hormonal (TRH).

testes genéticos
Exames de sangue, saliva ou outras amostras para variantes de linhagem germinativa (herdadas) que causam câncer.

tubas uterinas
Um tubo fino pelo qual cada óvulo se desloca do ovário até o útero.

variante
Uma diferença em um gene que pode ser benéfica, danosa ou não ter efeito (conhecido) em sua saúde. As variantes com as quais você nasce são chamadas variantes de linhagem germinativa.

variante de linhagem germinativa
Uma diferença de gene que é passada dos pais para seus filhos biológicos.

variante fundadora
Uma variante que causa doença e que ocorre, com frequência, em grupos distintos de pessoas cujos ancestrais compartilhados eram portadores da variante.

variante patogênica/provavelmente patogênica (P/LP)
Uma variante (diferença) em um gene significa que você tem risco aumentado de desenvolver um ou mais cânceres.

Colaboradores da NCCN

Este guia do paciente se baseia nas NCCN Clinical Practice Guidelines in Oncology (NCCN Guidelines®) para Avaliação de alto risco genético/familiar: mama, ovários, pâncreas e próstata, versão 2.2025 – 7 de novembro de 2024. Ele foi adaptado, revisado e publicado com a ajuda das seguintes pessoas:

Dorothy A. Shead, mestre em Ciências
Diretora sênior,
Operações de Informação do Paciente

Erin Vidic, assistente médico
Redatora médica sênior, Informações ao paciente

Susan Kidney
Especialista sênior em Design Gráfico

As NCCN Guidelines® para Avaliação de alto risco genético/familiar: mama, ovários, pâncreas e próstata, versão 2.2025 foram desenvolvidas por estes membros do NCCN Panel:

*Dra. Mary B. Daly, PhD/Presidente
Fox Chase Cancer Center

*Dra. Tuya Pal, vice-presidente
Vanderbilt-Ingram Cancer Center

Dra. Zahraa AlHilli
Case Comprehensive Cancer Center/ University Hospitals Seidman Cancer Center and Cleveland Clinic Taussig Cancer Institute

Dra. Banu Arun
The University of Texas MD Anderson Cancer Center

Dra. Saundra S. Buys
Huntsman Cancer Institute, University of Utah

Dra. Heather H. Cheng, PhD
Fred Hutchinson Cancer Center

*Dra. Jane Churpek, mestre em Ciências
University of Wisconsin Carbone Cancer Center

*Dra. Sarah Colonna, mestre em Investigação Clínica
Huntsman Cancer Institute, University of Utah

Dra. Susan M. Domchek
Abramson Cancer Center, University of Pennsylvania

*Susan Friedman, médica-veterinária
FORCE: Facing Our Risk of Cancer Empowered

Dra. Veda N. Giri
Yale Cancer Center/Smilow Cancer Hospital

*Dr. Michael Goggins
Johns Hopkins Kimmel Cancer Center

Dra. Andrea Hagemann, mestre em Investigação Clínica
Siteman Cancer Center, Barnes-Jewish Hospital and Washington University School of Medicine

*Dra. Ashley Hendrix, MBA
The University of Tennessee Health Science Center

Dezheng Huo, PhD
The UChicago Medicine Comprehensive Cancer Center

Mollie L. Hutton, mestre em Ciências, conselheira genética certificada
Roswell Park Comprehensive Cancer Center

Dra. Beth Y. Karlan
UCLA Jonsson Comprehensive Cancer Center

Dra. Nawal Kassem, mestre em Ciências
Indiana University Melvin and Bren Simon Comprehensive Cancer Center

Dra. Seema Khan
Robert H. Lurie Comprehensive Cancer Center of Northwestern University

Dra. Katia Khoury
O'Neal Comprehensive Cancer Center, UAB

*Dra. Allison W. Kurian, mestre em Ciências
Stanford Cancer Institute

Dra. Christine Laronga
Moffitt Cancer Center

Julie S. Mak, mestre em Ciências, MSc, conselheira genética certificada
UCSF Helen Diller Family Comprehensive Cancer Center

Dr. John Mansour
UT Southwestern Simmons Comprehensive Cancer Center

Dra. Kara N. Maxwell, PhD
Abramson Cancer Center, University of Pennsylvania

Dr. Kevin McDonnell, PhD
City of Hope National Medical Center

Dra. Carolyn S. Menendez
Duke Cancer Institute

Dra. Sofia D. Merajver, PhD
University of Michigan Rogel Cancer Center

Dra. Barbara S. Norquist
Fred Hutchinson Cancer Center

Dr. Kenneth Offit, mestre em Saúde Pública
Memorial Sloan Kettering Cancer Center

Dra. Dominique Rash
UC San Diego Moores Cancer Center

Dra. Gwen Reiser, conselheira genética certificada
Fred & Pamela Buffett Cancer Center

*Leigha Senter-Jamieson, mestre em Ciências, conselheira genética certificada
The Ohio State University Comprehensive Cancer Center – James Cancer Hospital and Solove Research Institute

Kristen Mahoney Shannon, mestre em Ciências, conselheira genética certificada
Mass General Cancer Center

Dra. Kala Visvanathan, mestre em Ciências da Saúde
Johns Hopkins Kimmel Cancer Center

Dra. Jeanna Welborn
UC Davis Comprehensive Cancer Center

*Dra. Myra J. Wick, PhD
Mayo Clinic Comprehensive Cancer Center

Dra. Marie Wood
University of Colorado Cancer Center

Dr. Matthew B. Yurgelun
Dana-Farber/Brigham and Women's Cancer Center

NCCN

Susan Darlow, PhD
Gerente sênior, Padronização das informações das diretrizes

Zeenat Diwan, mestre em Ciências, PhD
Cientista associada/Escritora médica

Mary Dwyer, mestre em Ciências
Diretora sênior, Operações de diretrizes

* Revisaram este guia do paciente. Para divulgações, acesse NCCN.org/disclosures.

Centros de câncer da NCCN

Abramson Cancer Center, University of Pennsylvania
Filadélfia, Pensilvânia
+1 800.789.7366 • pennmedicine.org/cancer

Case Comprehensive Cancer Center/
University Hospitals Seidman Cancer Center and
Cleveland Clinic Taussig Cancer Institute
Cleveland, Ohio
UH Seidman Cancer Center
+1 800.641.2422 • uhhospitals.org/services/cancer-services
CC Taussig Cancer Institute
+1 866.223.8100 • my.clevelandclinic.org/departments/cancer
Case CCC
+1 216.844.8797 • case.edu/cancer

City of Hope National Medical Center
Duarte, Califórnia
+1 800.826.4673 • cityofhope.org

Dana-Farber/Brigham and Women's Cancer Center |
Mass General Cancer Center
Boston, Massachusetts
+1 877.442.3324 • youhaveus.org
+1 617.726.5130 • massgeneral.org/cancer-center

Duke Cancer Institute
Durham, Carolina do Norte
+1 888.275.3853 • dukecancerinstitute.org

Fox Chase Cancer Center
Filadélfia, Pensilvânia
+1 888.369.2427 • foxchase.org

Fred & Pamela Buffett Cancer Center
Omaha, Nebraska
+1 402.559.5600 • unmc.edu/cancercenter

Fred Hutchinson Cancer Center
Seattle, Washington
+1 206.667.5000 • fredhutch.org

Huntsman Cancer Institute, University of Utah
Salt Lake City, Utah
+1 800.824.2073 • healthcare.utah.edu/huntsmancancerinstitute

Indiana University Melvin and Bren Simon
Comprehensive Cancer Center
Indianápolis, Indiana
+1 888.600.4822 • www.cancer.iu.edu

Johns Hopkins Kimmel Cancer Center
Baltimore, Maryland
+1 410.955.8964
www.hopkinskimmelcancercenter.org

Mayo Clinic Comprehensive Cancer Center
Phoenix/Scottsdale, Arizona
Jacksonville, Flórida
Rochester, Minnesota
+1 480.301.8000 • Arizona
+1 904.953.0853 • Flórida
+1 507.538.3270 • Minnesota
mayoclinic.org/cancercenter

Memorial Sloan Kettering Cancer Center
Nova York, Nova York
+1 800.525.2225 • mskcc.org

Moffitt Cancer Center
Tampa, Flórida
+1 888.663.3488 • moffitt.org

O'Neal Comprehensive Cancer Center, UAB
Birmingham, Alabama
+1 800.822.0933 • uab.edu/onealcancercenter

Robert H. Lurie Comprehensive Cancer
Center of Northwestern University
Chicago, Illinois
+1 866.587.4322 • cancer.northwestern.edu

Roswell Park Comprehensive Cancer Center
Buffalo, Nova York
+1 877.275.7724 • roswellpark.org

Siteman Cancer Center, Barnes-Jewish Hospital
and Washington University School of Medicine
St. Louis, Missouri
+1 800.600.3606 • siteman.wustl.edu

St. Jude Children's Research Hospital/
The University of Tennessee Health Science Center
Memphis, Tennessee
+1 866.278.5833 • stjude.org
+1 901.448.5500 • uthsc.edu

Stanford Cancer Institute
Stanford, Califórnia
+1 877.668.7535 • cancer.stanford.edu

The Ohio State University Comprehensive Cancer Center –
James Cancer Hospital and Solove Research Institute
Columbus, Ohio
+1 800.293.5066 • cancer.osu.edu

The UChicago Medicine Comprehensive Cancer Center
Chicago, Illinois
+1 773.702.1000 • uchicagomedicine.org/cancer

The University of Texas MD Anderson Cancer Center
Houston, Texas
+1 844.269.5922 • mdanderson.org

UC Davis Comprehensive Cancer Center
Sacramento, Califórnia
+1 916.734.5959 • +1 800.770.9261
health.ucdavis.edu/cancer

UC San Diego Moores Cancer Center
La Jolla, Califórnia
+1 858.822.6100 • cancer.ucsd.edu

UCLA Jonsson Comprehensive Cancer Center
Los Angeles, Califórnia
+1 310.825.5268 • uclahealth.org/cancer

UCSF Helen Diller Family Comprehensive Cancer Center
San Francisco, Califórnia
+1 800.689.8273 • cancer.ucsf.edu

University of Colorado Cancer Center
Aurora, Colorado
+1 720.848.0300 • coloradocancercenter.org

University of Michigan Rogel Cancer Center
Ann Arbor, Michigan
+1 800.865.1125 • rogelcancercenter.org

University of Wisconsin Carbone Cancer Center
Madison, Wisconsin
+1 608.265.1700 • uwhealth.org/cancer

UT Southwestern Simmons Comprehensive Cancer Center
Dallas, Texas
+1 214.648.3111 • utsouthwestern.edu/simmons

Vanderbilt-Ingram Cancer Center
Nashville, Tennessee
+1 877.936.8422 • vicc.org

Yale Cancer Center/Smilow Cancer Hospital
New Haven, Connecticut
+1 855.4.SMILOW • yalecancercenter.org

compartilhe conosco.

Participe da pesquisa e ajude a tornar as NCCN Guidelines for Patients ainda melhores para todos!

NCCN.org/patients/comments

Observações

Índice

ancestralidade judaica asquenazita 9, 17, 19, 25, 27

câncer da tireoide 32, 34, 39

colangiopancreatografia por ressonância magnética (CPRM) 26

diagnóstico pré-natal 13

dispositivo intrauterino (DIU) com levonorgestrel 24, 25, 36

exame de PSA 28, 31, 35, 38

fertilização *in vitro* (FIV) 13

inibidores de aromatase 22

laqueadura tubária 25, 36

mamografia 18, 20, 31, 33, 35-40

mastectomia redutora de risco (MRR) 9, 21-22, 31, 33, 36-37, 39-40

penetrância 6, 11

planejamento familiar 13

resultados mosaico 14

RM da mama 21, 31, 33, 35-40

salpingo-ooforectomia redutora de risco (SORR) 9, 23-24, 37, 39

sequenciamento de próxima geração (NGS) 11

síndrome de Cowden 32-34

síndrome de Li-Fraumeni (SLF) 29-31, 40

tamoxifeno 22

terapia hormonal na menopausa 9, 24, 36

teste genético pré-implantacional (PGT) 13

testes genéticos caseiros 11

transplante de células hematopoiéticas (TCH) 9

ultrassonografia endoscópica 26

variante de significado incerto (VSI) 14, 20